Es chlines luschtigs u ärnschtznähmendes vorwyhnachtlis Gschichtli us Bärn

Oder ein ganz normaler Tag im Leben einer Pflegefachfrau

Anja Blech

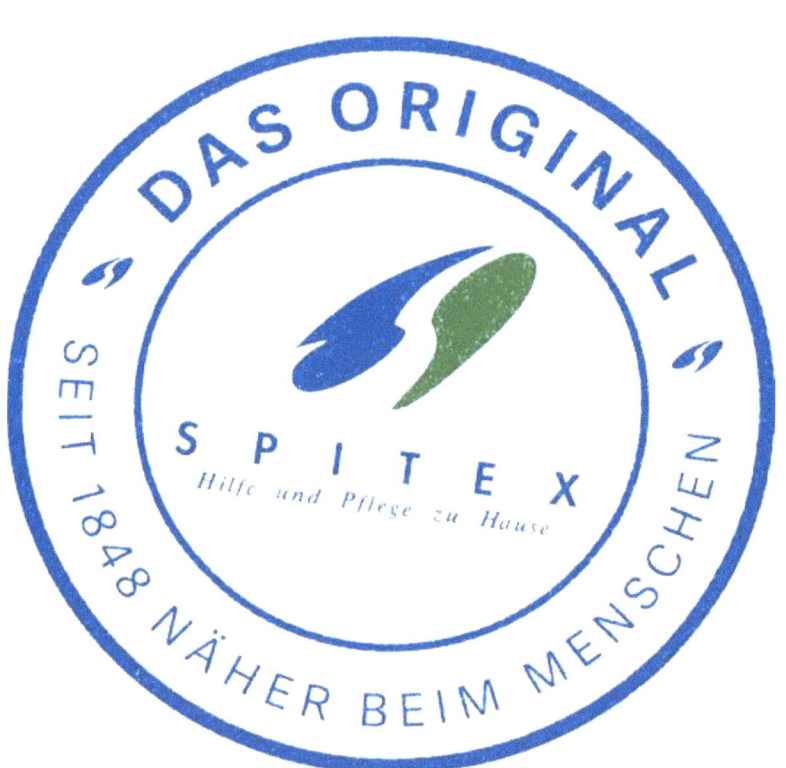

Was wir sagten und schrieben,
denken ja so viele.
Nur wagen sie nicht, es auszusprechen.

Sophie Scholl

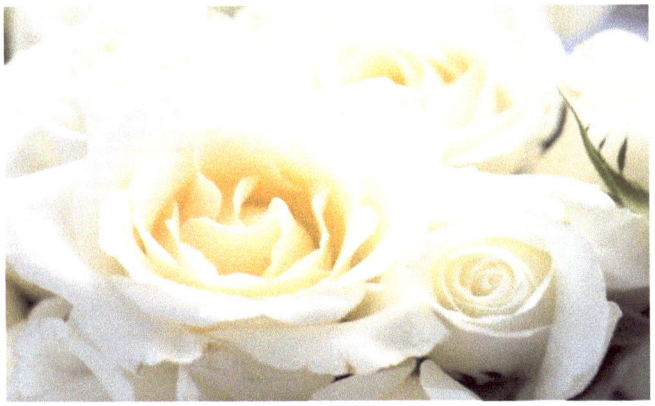

Ich bin einfach mal so frei und wage mir dieses Buch, als "uufläätiger Schwoob", sozusagen als bereits langjähriger Dauergast aus dem grossen Kanton, in den Schweizer Buchhandel zu bringen. Eine Idee, die mir schon lange unter den Nägeln gebrannt hat. Es ist natürlich ein liebevoll und wertschätzend gemeinter Aufwachtext, denn es ist höchste Zeit etwas zu verändern, bevor wir im totalen Chaos und Burn Out landen (nicht nur national, sondern genau genommen global gesehen, aber fangen wir doch erstmal im Kleinen an…). Das alles ist also dementsprechend keine negative Kritik an all den wunderbaren Pflegefachleuten, noch den Betriebs-

und Geschäftsleitungen oder dem gesamten Kader, die alle hinter ihren PC`s stöhnend mit der momentanen extremen Überbürokratisierung zu kämpfen haben. Im Übrigen ist diese Geschichte reine Fiktion. Alles ist frei erfunden. Falls jemand irgenwelche Parallelen zu Kundensituationen zu erkennen meint, kann ich da nur wieder sagen – wir sitzen doch alle im selben Boot, egal auf welcher Seite wir uns befinden, egal ob Kunde oder Pflegender. Einer für alle, alle für einen (s. Abbildg. unten).

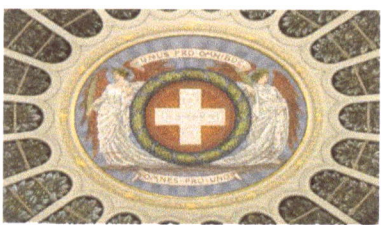

Wunderschöne Innenansicht des Parlamentsgebäudes in Bern

Wahlspruch der Schweizerischen Eidgenossenschaft:

Einer für alle, alle für einen. Unus pro omnibus, omnes pro uno.

(französisch *Un pour tous, tous pour un*,

italienisch *Uno per tutti, tutti per uno*, rätoromanisch *In per tuts, tuts per in*)

Und nun zu mim Gschichtli.

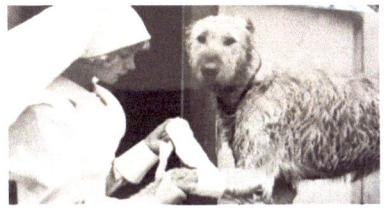

In irgendeinem Spitexbetrieb, in irgendeiner Stadt, in irgendeinem Land hat sich folgende Geschichte zugetragen.

Es war einmal eine Krankenschwester, äxgüsi, Pflegefachfrau natürlich, die fuhr den ganzen Tag, eigentlich voller Herzblut zu ihrer Berufung, zu ihren Kunden nach Hause, um Gutes zu tun. Sie nahm sich, trotz enormem Zeitdruck im Nacken und laufendem Tablet, möglichst viel Zeit für jeden einzelnen Menschen. Es gab Tage, an denen waren Gespräche viel wichtiger, als die Abgabe eines Schmerzmittels oder Antidepressiva. Dennoch tat sie, so wie verordnet, natürlich beides. Auch, wenn sie wusste, dass die eigentlichen Schmerzen oft seelischer Natur waren und die eigentliche Ursache für Depressionen einfach ein Mangel an liebevoller Zuwendung und vor allem ganz, ganz viel Zeit. Sie betreute viele Kunden, die ihr ihr Herz ausschütteten und über ihr Leben sprachen. Oft erkannte sie sich in den jeweiligen Lebensgeschichten wieder und so war es eine Art gegenseitiger Gesprächstherapie durch all die tiefgehenden Themen. Sie dachte oft, irgendwie sitzen wir doch alle im selben Boot, egal auf welcher Seite man sich gerade befindet und brauchen alle die liebevolle Zuwendung unserer Mitmenschen. Als dann das RAI-HC, ein mehrere Seiten langes Assessmentinstrument, auch in ihrem Betrieb eingeführt wurde, änderte sich die Lage für sie gravierend.

Jetzt sass sie, häufig nach ihrem eigentlich wohlverdienten "Feier"- Abend, vorm PC und vertrieb sich die "Frei"- Zeit über mehrere Stunden mit dem, amüsanter Weise, sogenannten "MINIMUM" Data Set. Was sie häufig an ihre MAXIMALEN Grenzen brachte.

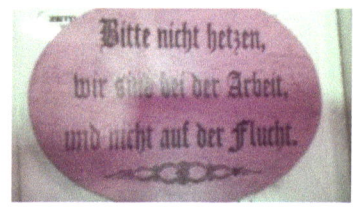

Wieder einmal, wie so oft, sass sie mit knurrendem Magen am PC und ihr gluschtete nach irgendöbis bsundrigem, eigentlich völlig egal was. Die Schoggiweihnachtsmänner, es ging gerade auf Weihnachten zu, waren schon alle von ihren Arbeitskollegen aufgegessen, als Zufriedenstellung für den überstundengeplagten Seelenspeck. Sie hätte im Moment einfach alles verputzt, was ihr unter die Finger gekommen wäre und wenn es nur nes auts trocknigs, haub verschimmlets Ligu Lehm gewesen wäre. Hier sei ein lieber Gruss an alle Matteängisch – Fans ausgesprochen.

Also fuhr sie mal wieder kurz vor Mitternacht zum poschte ins Migros im Haupbahnhof, um nicht völlig vom Fleisch zu fallen und noch etwas zwischen die Zähne zu bekommen. Allerdings fehlte es ihr oft am nächsten Tag an ausreichend Kraft und Nerven, um weiterhin noch so gut auf ihre Kunden eingehen zu können. Die Folge davon waren ernsthafte Gesichter, unglücklichere Kunden und dementsprechend ein paar Antidepressiva mehr auf dem Teller zum Zmörgele.

Gewisse Tycoons wollen uns zwar weismachen, dass dieses bunt gemischte Pillensortiment überlebensnotwendig ist**,

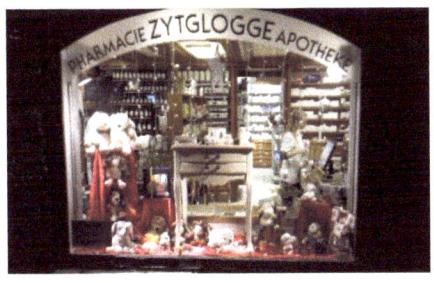

aber liebe Leute, lasst Euch bitte nicht so einen Bären aufbinden. Diese härzigen Kärlchen lassen wir lieber im Bärengraben, da fühlen sie sich einfach viel wohler.

**Hier sei noch erwähnt, dass es auf die Dosierung der Zeit und allfälliger unterstützender Zusatzstoffe, alles im richtigen Rahmen und in der richtigen Dosierung ankommt. Denn alles hat seine Berechtigung.

Zurück zu unserer lieben Pflegefachfrau. Sie nahm sich manchmal, ganz besonders gerade jetzt in der Vorweihnachtszeit, die Freiheit heraus und brachte, statt mit dem Laptop vor ihren Kunden zu sitzen und fast emotionslos all die RAI-Fragen herunterzurasseln, einfach ein paar Gipfeli oder Weihnachtsgüetzi für ein gemeinsames Z`vieri und

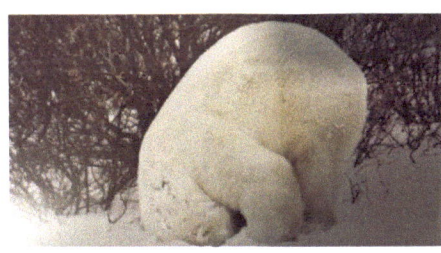

einem sehr angenehm "unstrukturierten Gespräch" mit und übernahm später einfach ganz autark die Antworten aus dem Assessment,

welches sie gerade vor einem halben Jahr ja eigentlich schon mal ausgefüllt hatte. Der Winter zog ins Land mit Regen, Matsch, sonnenentleertem, grauem Himmel und dicken Schneeflocken. Diese oft trübe Stimmung schlug vielen

Menschen aufs Gemüt. Unsere liebe Pflegefachfrau sass, vielleicht könnt ihr es schon erahnen, spät abends an ihrem "Lieblingsplatz" vorm PC. Kaum hatte sie sich durchs Minimum Data Set durchgekämpft, nahm sie auch schon, nach einer viel zu kurzen Verschnaufpause, die CAPS, die Client Assessment Protocols in Angriff, diese so genannten Abklärungshilfen, zeigten ihr an, das einer ihrer Kunden unter Depressionen leiden würde und zudem unterernährt sei. Es war einer ihrer Lieblingskunden gewesen, als sie vor dem Einzug des RAI noch ein klein wenig mehr Nerven und Zeit hatte, als jetzt mit der Überbürokratisierung, in der sie schier zu ertrinken drohte. Da sie schon lange kaum noch Zeit für ihn hatte, nahm sie diese Warnung nicht ernst genug, sondern arbeitete weiter an ihrer Bedarfsabklärung. Das war ein beinahe fataler Fehler, denn ihrem Kunden ging es tatsächlich nicht gut.

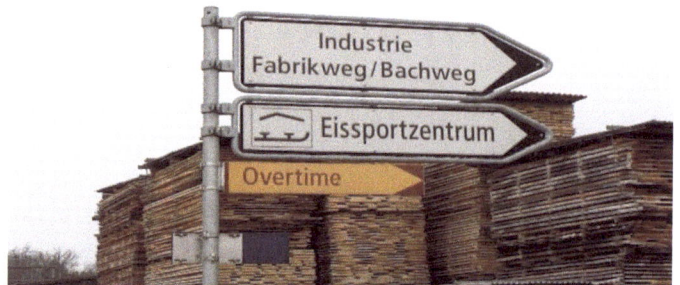

Sie hätte dies bei regelmässigen Besuchen und ausreichend Zeit ja viel besser selbst erkennen können, eben von Mensch zu Mensch und nicht von Mensch zu PC. Wir sind keine Maschinen und wir brauchen auch keine stoischen Pflegecomputer. Ihr Kunde war gerade zu dieser Jahreszeit immer sehr alleine und verzweifelt. Er vermisste seine vor einigen Jahren verstorbene, sehr geliebte Ehefrau. Im Radio lief ein Weihnachtssong am anderen. Er hörte kaum zu.

Ausserdem vermisste er die Gespräche mit unserer lieben Pflegefachfrau. Sie erschien ihm bei ihren Besuchen in der letzten Zeit immer so geistesabwesend. Ob sie wohl Kummer hatte? Oder lag es gar an ihm selbst. Er hatte irgendwie seit viel zu langer Zeit das Gefühl er sei ganz alleine in dieser Welt und dachte, keiner mag mich, alle haben mich verlassen. Ich muss ein schrecklicher, unaustehlicher Typ sein. Die 2. Whiskyflasche, die neben ihm, halb ausgelaufen, auf dem Sofa lag, ging zur Neige und er warf sie einfach ganz galant und wutentbrannt aus seinem Wohnzimmerfenster im 13. Stock. Viel zu spät realisierte er, dass das Fenster eigentlich geschlossen war und so krachte die Flasche mit lautem Klirren durchs Fensterglas, rauschte nach unten und kam knapp neben den Füssen eines Strassenpassanten auf, welcher völlig schockiert laut aufschrie vor Panik. Unser Kunde war jedoch ausser sich vor Lachen, denn eigentlich war er ja nicht lebensmüde, sondern eher sehr lebenshungrig und brüllte laut lachend in alle Himmelsrichtungen, ich mach Hacktätschli aus dir. Alsbald lag er aber wieder völlig in Tränen aufgelöst, heulend auf dem Sofa, jeglicher Lebensmut war nun von ihm gewichen, er konnte und wollte einfach nicht mehr. Auf dem Teppich lagen jede Menge Bierdosen, vor Ewigkeiten angeknabberte Pizzareste, unbezahlte Rechnungen und völlig angebrannte Rösti, die er nicht einmal probiert hatte, da er seit Wochen keinen Appetit mehr hatte dieses einsame Leben zu leben, geschweige denn etwas zu essen. Wozu, für was, für wen,

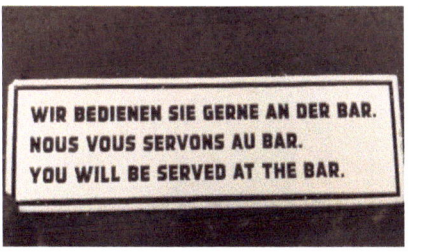

fragte er sich. Keiner hatte ihm seine Gedanken und seinen prekären Zustand wirklich angesehen. Er war ein guter Schauspieler, das wusste er. Aber nun hatte er endgültig das Ende seiner Schauspielrolle verloren und wusste den Text nicht mehr. Er wollte nur noch von der Bühne gehen. Trotz enormen Schwierigkeiten noch aufrecht gehen zu können, stand er auf, tastete sich an der Wand entlang und nahm sich eine Flasche Prosecco aus dem Kühlschrank, den er letzte Woche von der Nachbarin für seinen heutigen Geburtstag geschenkt bekommen hatte. Seinen Geburtstag verfluchte er heute innerlich. Er nahm einen grossen Schluck Prosecco und dachte über sein vergangenes Leben nach. Im Radio lief gerade, I`m dreaming of a white Christmas.

Er sang es lauthals mit, auch wenn er das Träumen in der letzten Zeit endgültig aufgegeben hatte. Dann fasste er einen Entschluss, öffnete die Wohnungstür, drückte die Taste des Lifts und fuhr nach oben in den 15. Stock. Er landete direkt auf der Dachterasse. Jetzt kommt zum Glück unsere liebe

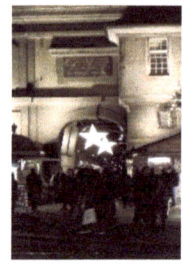

Pflegefachfrau wieder ins Spiel, die "zufällig" beim Schreiben der Bedarfsabklärung sein Geburtsdatum gesehen hatte und einen grossen Schreck bekam, da sie versprochen hatte an diesem Tag auf eine Tasse Kaffee vorbeizukommen. Sie versuchte ihn mehrfach per Telefon zu erreichen, aber es ging keiner ran. Also fuhr sie kurzerhand zu ihrem Kunden nach Hause. Läutete, aber er machte nicht auf. Dann öffnete ihr zum Glück eine Nachbarin die Tür und so konnte sie hoch in den 13. Stock fahren, aber auch da war niemand. Sie war sehr überrascht, dass die Wohnungstür nur angelehnt war. Umso mehr bekam sie ein ungutes Gefühl, als sie die Tür öffnete und das unfassbare Chaos in seiner Wohnung sah. Sie ahnte nichts Gutes und fing an in der Wohnung, nach ihm zu suchen. Als sie in die Nähe des Wohnzimmerfensters kam, sah sie die kaputte Scheibe und hörte ein leises Singen von oben. Es klang nach der Stimme ihres Kunden. Er stand auf der Dachterasse, hatte das Gefühl er ist auf einem untergehenden Schiff, stieg über die vermeintliche Reling und wollte sich in die Tiefen des Ozeans stürzen. Irgendetwas hielt ihn zurück, vielleicht war es der heimelige Anblick des Weihnachtsmarktes mit all den vielen bunten schönen Lichtern von oben, die ihn im Leben behalten wollten.

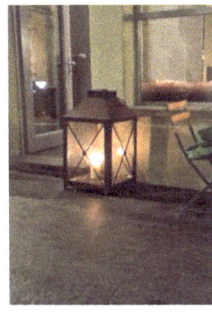

Ihm fielen dicke Schneeflocken ins Gesicht und er sang weinend sehr laut ein Weihnachtslied, dass ihn so sehr an seine Kindheit erinnerte. Schneeflöckli, Wissröckli, du härzige Stärn, chumm, sitz a mis Fänschter, mir hend di so gärn. Schneeflöckli, Wissröckli, da chunnsch du ja gschneit. Du chunnsch us de Wulche, din Wäg isch so weit. Schneeflöckli, Wissröckli, du decksch d Blueme zue, de schlafe sie sicher in himmlischer Rueh…genauso würde ich es mir wünschen, dachte er, einfach nur noch himmlische Ruhe haben. Klappe zu, Affe tot, dachte er verzweifelt lachend und trank den Rest des Proseccos auf Ex.

Er beugte sich langsam nach vorne, breitete seine Arme aus, ganz so als wolle er fliegen und spürte ganz plötzlich von hinten jemanden, der ihn am Hosenbund und an der Jacke festhielt, um ihn mit Gewalt zurück über das Geländer zu ziehen. Es war ein freundlich lächelnder Polizist, den die Pflegefachfrau direkt informiert hatte als sie auf die Dachterasse kam. Sie kam auf ihn zu und hüllte ihn in eine warme Decke ein, auch sie hatte Tränen in den Augen, ganz so als hätte sie aus Mitgefühl im selben Boot gesessen. Der Kunde wachte am nächsten Tag, nachdem er seinen Rausch

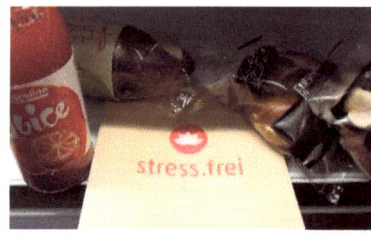

ausgeschlafen hatte wieder glücklich und dankbar in seinem Bett auf. Gerade in diesem Augenblick läutete es an der Tür. Seine Pflegefachfrau kam herein, sichtlich erleichtert, dass es ihm wieder besser ging. Sie hatte ihm vom Weihnachtsmarkt eine Tüte Magenbrot als nachträgliches Geburtstagsgeschenk mitgebracht und hielt sie ihm zur Begrüssung direkt unter die Nase. Hier, damit Sie etwas in den Magen bekommen. Ich habe Ihnen etwas Brot mitgebracht, sagte sie lachend. Über diesen Sprachwitz musste unser Kunde ebenfalls sehr lachen und war auf einmal sehr glücklich und dankbar noch am Leben sein zu dürfen. Das erste Mal seit langem freute er sich wieder auf Weihnachten. Er fühlte sich wie neugeboren und spürte diese grosse Freude in sich, wie ein Licht, dass in der Weihnachtsnacht hell erstrahlt. Unserer Pflegefachfrau wurde wieder klar, wie wichtig es ist, genügend Zeit für die Menschen haben zu können.

Was nützt es, wenn ich ein albernes Client Assessment Protocol im Büro am PC schreibe und er mir ausspuckt, dass mein Kunde depressiv sein könnte, wenn ich doch zu Hause beim Kunden vor Ort viel dringender gebraucht werde?!! Unsere liebe Pflegefachfrau dachte:

Wir sind das Volk! Und das Volk braucht genügend Ruhe und vor allem Zeit, um gesund zu werden! Unus pro omnibus, omnes pro uno. Einer für alle, alle für einen.

Die Gesundheit ist unser höchstes Gut. Was gibt es wichtigeres in dieser Welt, als gesunde, strahlende Menschen?

Und hier noch ein denkwürdiges Zitat von **Clive Staples Lewis**, einem irischen Schriftsteller und Literaturwissenschaftler, Ende des 19. Jahrhunderts geboren.

Integrität bedeutet, das Richtige zu tun, auch wenn niemand zusieht.

Zäme ungerwägs

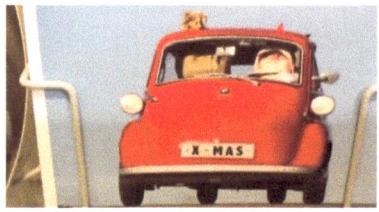

Wie lange wollen wir diesen, für uns alle, viel zu engen Strukturen noch schweigend und still leidend zusehen? So lange, bis auch die letzte Pflegefachkraft das Handtuch wirft und, den einst geliebten Beruf* (was das eigentliche Kerngeschäft angeht, momentan scheint es eher so, dass wir KV - Mutanten geworden sind, nichts gegens KV, aber dann hätten wir doch gleich diesen Beruf erlernen können und hätten nicht "den Umweg" über die Pflege machen müssen oder habe ich da etwas falsch verstanden und es ist in Zukunft geplant, das die KV - Leute die eigentliche Pflege übernehmen sollen ☺ ?...muss da, glaube ich, zum Verständnis noch mal bei der Q Sys AG nachfragen, wäre ja auch eine mögliche Option, nur mal so als Vorschlag, kleine Veränderungen zwischendurch können ja auch ganz erfrischend sein....kleiner Scherz, lachen ist erwünscht !! ☺), ((...so hier gehts weiter mit dem bereits angefangen Satz ganz oben in Zeile 8*)) verlässt, um nicht zur kranken Schwester/ Bruder zu werden und sich lieber, aus Angst vorm nächsten Burn Out, in die Freiheit rettet oder zum IV – Bezüger wird ?

Wäre es nicht viel besser, wenn sich schweizweit (um nicht zu sagen europaweit, aber das sollte hier nicht auch noch unser Problem sein) alle Spitexverbände und Casemanager und sonstige, für unser leider erkranktes Gesundheitswesen, zuständige Personen SCHNELLSTMÖGLICH (!!!) zusammensetzen würden zu einem intensiven Brainstorming, denn zusammen sind wir stärker, um gemeinsam neue Wege zu beschreiten. (Wir befinden uns im Moment, wie mir scheint, eher in einer Sackgasse. Aber auch da kann man ein kleines Stückchen zurückfahren und eine andere Abzweigung nehmen.) Das heisst Minimierung der völlig ausgeuferten Überbürokratisierung, eben auf das wirklich Nötigste, mehr Zeit für unsere Kunden, bedeutet, wie ich finde keine Kostensteigerung, sondern wohl eher Entlastung im Endeffekt, da die glücklicheren Kunden, natürlich auch die gesünderen Kunden sind und somit, mit mehr Zeit auch viel besser ihre eigenen Selbstheilungkräfte aktivieren könnten 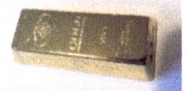 (schon wieder Kosten gespart), bzw. ein glücklicheres Volk, ein gesünderes Volk ist und ebenso glücklichere Pflegefachleute, nachhaltig gedacht, auf Dauer natürlich auch die gesünderen Pflegefachleute sind.

Auch glaube ich, dass seit der Einführung des Swiss RAI - HC, dass ja noch aufs International RAI - HC, mit ein paar Seiten mehr, gesteigert werden soll……., die Krankenkassenkosten eher in die Höhe geschossen sind und nicht umgekehrt, wie vermutlich geplant, durch die Abklärungs – und Beratungskosten, die sich wohl gerade überschlagen.

Ich möchte hiermit alle leitenden Funktionäre, auch den Bundesrat Herrn Berset, wertschätzend grüssen und darum bitten, mir diese Weihnachtsgeschichte, der besonderen Art, nicht übel zu nehmen, sondern das Ganze in Ruhe auf sich wirken zu lassen und ausserdem schöni Wyhnachte wünschen, erstmal kommt ja natürlich der Advent zum Geniessen, mit all seinen schönen Weihnachtsmärkten.

Der Weg ist das Ziel.

anja.blech58@gmail.com

Dipl. Pflegefachfrau HF/ Spitex

Es gibt keinen Weg zum Glücklichsein - glücklichsein ist der Weg.

Buddha

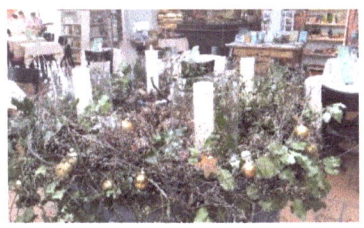

Ich bin dazu geboren und in die Welt gekommen, dass ich die Wahrheit bezeugen soll. Wer aus der Wahrheit ist, der hört meine Stimme. –

Jesus Christus   (Johannes 18,37)

Und hier noch eine kurze Erklärung für "Nichtberner":

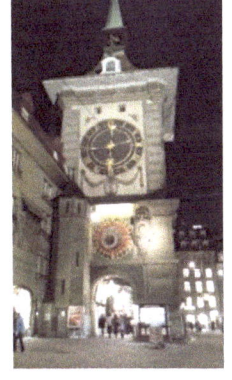

"Gieu, tunz mer e ligu lehm." ist Mattenenglisch und heisst: "Junge, gib mir ein Stück Brot.".

"Lehm" ist hebräisch für Brot, der "Ligu" hiess griechisch "oligos", ein Junge ist bis heute in ganz Bern ein "Gieu".

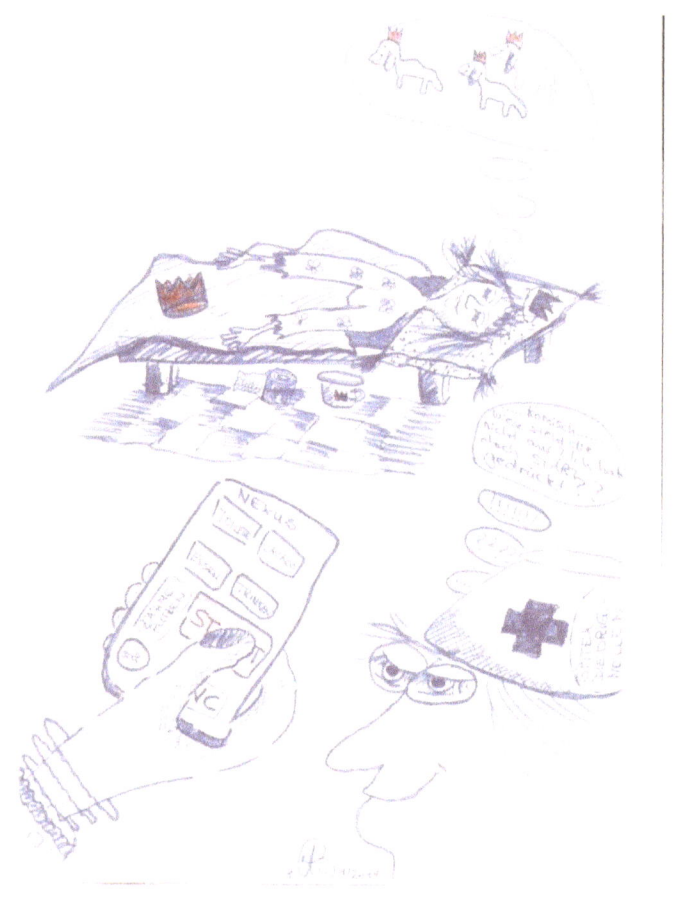

Was man Ernst meint, sagt man am besten im Spass.

Wilhelm Busch

Sei du selbst die Veränderung, die du dir wünschst für diese Welt.

Mahatma Gandhi

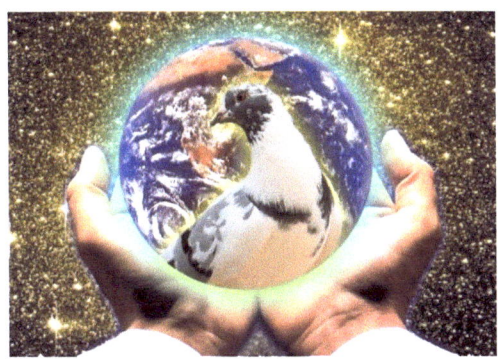

Das Schöne bewundern,

Das Wahre behüten,

Das Edle verehren,

Das Gute beschliessen;

Es führet den Menschen,

Im Leben zu Zielen,

Im Handeln zum Rechten,

Im Fühlen zum Frieden,

Im Denken zum Lichte;

Und lehrt ihn vertrauen

Auf göttliches Walten

In allem, was ist:

Im Weltenall,

Im Seelengrund.

Rudolf Steiner

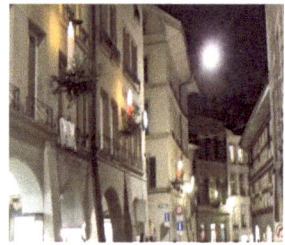

Es reden und träumen die Menschen viel

Von bessern künftigen Tagen,

Nach einem glücklichen goldenen Ziel

Sieht man sie rennen und jagen.

Friedrich von Schiller

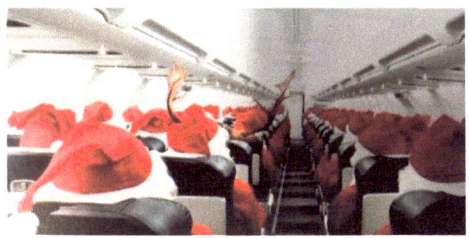

Ändere deine Gedanken und du wirst die Bedingungen, in denen du lebst, ändern. Da nur du allein für deine Gedanken verantwortlich bist, so kannst nur du allein sie ändern.

Paramahansa Yogananda

Es muss von Herzen kommen, was auf Herzen wirken soll.

Johann Wolfgang von Goethe

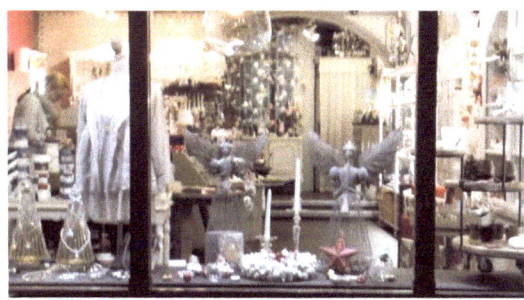

Wo kämen wir hin, wenn jeder sagte,

wo kämen wir hin und keiner ginge,

um zu sehen, wohin wir kämen, wenn wir gingen.

Kurt Marti

Wenn du ein Schiff bauen willst, dann rufe nicht die Menschen zusammen, um Holz zu sammeln, Aufgaben zu verteilen und die 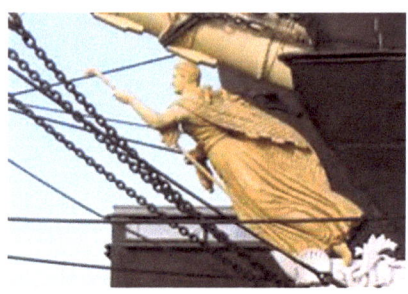 Arbeit einzuteilen, sondern lehre sie die Sehnsucht nach dem grossen, weiten Meer.

Antoine de Saint – Exupèry

Liliane Juchli setzte sich für eine Systematisierung, Strukturierung, Vertiefung und Aktualisierung des vorhandenen Krankenpflegewissens ein. Ihr Hauptanliegen war eine ganzheitliche Sicht der gepflegten Personen; die Ganzheit und Einheit von Körper, Seele und Geist des Menschen. Pflege umfasst nach ihrem Leitbild <u>die Sorge für den Patienten (die Pflegequalität)</u> wie auch <u>die Selbstsorge (die Lebensqualität der Pflegenden).</u>

Krankenpflege ist keine Ferienarbeit. Sie ist eine Kunst und fordert, wenn sie Kunst werden soll, eine ebenso grosse Hingabe, eine eben so grosse Vorbereitung, wie das Werk eines Malers oder Bildhauers.

Denn was bedeutet die Arbeit an toter Leinwand oder kaltem Marmor im Vergleich zu der am lebendigen Körper, dem Tempel für den Geist Gottes?

Wenn man mit Flügeln geboren wird, sollte man alles dazu tun, sie zum Fliegen zu benutzen.

Florence Nightingale

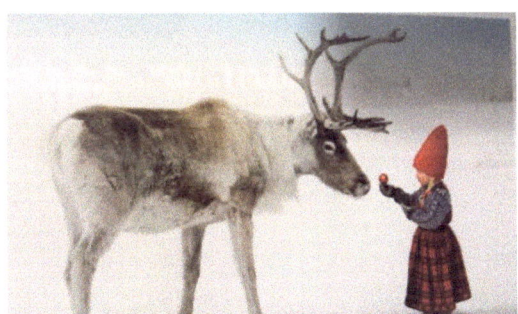

Und nun zum Abschluss ein paar Ideen, die ich hier einfach mal so in den Raum stellen möchte...

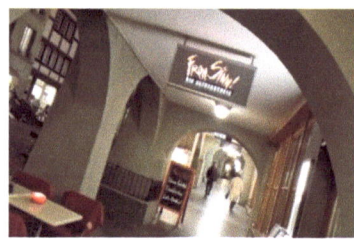

An und für sich ist ja so ein Assessment eine sehr gute, hilfreiche Sache. Während ich so vorm PC sass, dachte ich häufig, warum gibt es nicht einfach eine kleine, handliche Checkliste für die Bedarfsabklärung. Ein paar wenige Fragen zum Ankreuzen, die mich wirklich beim Schreiben der Pflegediagnosen unterstützen, die wirklich danach noch irgendjemand (gerne) liest. Zur Unterstützung für alle nachfolgenden Kollegen auf ihren Einsätzen. Kurz und prägnant auf den Punkt gebracht.

Ausserdem fände ich es sinnvoll, wenn man die RAI- Zeiten, die ja, soviel ich weiss, vor 15 Jahren, während den Spitexeinsätzen, gestoppt wurden, noch einmal aktualisieren und überdenken könnte. So, dass man eine Art Zeitpauschale hat und sich nicht mühsam, im Falle, dass man mehr (oder weniger) Zeit benötigt, eine passende Erklärung dafür aus den Fingern saugen muss.

Es wäre doch viel einfacher, wenn man als Spitexorganisation, bei der Erstanmeldung durch Spital oder Hausarzt, wie bereits gewohnt, eine ärztliche Verordnung bekommt, dann auf einer weiteren kurzen und prägnanten Liste, die natürlich erstmal neu erstellt werden müsste, einfach ankreuzt, was die Krankenkasse an aufzubringenden Leistungen, zu erwarten hat. Die Zeiten wären mit einer genaueren Zeitpauschale ja bereits so "Pi mal Handgelenk" klar und dann, erst nachdem man die ersten Leistungen erbracht hat, also nach einem Monat, wird die erste reale Zeitberechnung an die Krankenkasse geschickt.

Ein Arzt schickt doch auch die reale und nicht die im Voraus in etwa abgeschätzte Zeit an die Krankenkasse.

Natürlich dürfen diese verordnen und wir nicht. Aber ich sehe da keinen Widerspruch in sich, da wir ja vollkommen korrekt auf vorherige ärztliche Verordnung handeln würden.

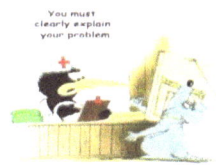

Auch, wenn ich das Ganze hier, in Eigeninitiative geschrieben habe, da mir nach all den bürokratie-durchlittenen Jahren, nun endgültig die Hutschnur geplatzt ist, ich weiss, durch zahlreiche Gespräche mit Kollegen, dass es tausenden von Pflegefachleuten ähnlich ergeht wie mir. Sie lieben ihren Job zwar sehr, also das Kerngeschäft, aber möchten am Liebsten aus dem Beruf aussteigen, da sie Angst haben, diese viel zu hohen, sinnentfremdeten, bürokratischen Anforderungen nicht noch länger gesundheitlich durchhalten zu können.

Bitte haltet alle noch eine kleine Weile durch!

Ich bin überzeugt davon – alles wird gut, wenn wir es nur wirklich von ganzem Herzen wollen.

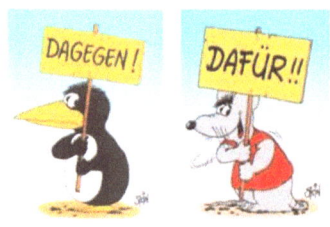

Steht auf, reisst Eure Klappe auf

und sagt wertschätzend

und unmissverständlich

Eure klare Meinung !!!

Die Deutschen sind ein gemeingefährliches Volk:
Sie ziehen unerwartet ein Gedicht aus der
Tasche und beginnen ein Gespräch über
Philosophie.

Heinrich Heine

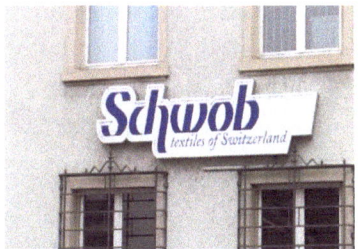

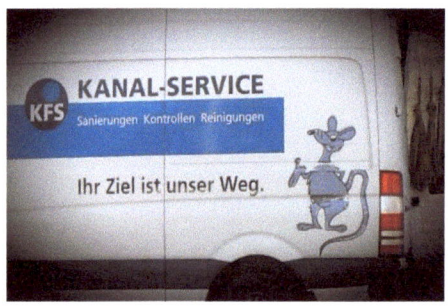

Und natürlich darf auch die Matte – Ratte, die Ittu`me Itte`re, nicht fehlen…..gerade heute, als ich doch dachte, jetzt ist mein Buch nun endgültig vollendet und bereit zum Drucken, fuhr ich doch an dieser Ratte vorbei und beschloss sie dann auch noch in mein Buch aufzunehmen….auch die Aufschrift passt irgendwie ganz gut, finde ich….. ☺…..

Mit de Fuessli tripp-tripp-trapp
Mit de Händli klipp-klipp-klapp
Einmal hin, einmal her
gäll, Samichlaus, de Sack isch schwer.

Mit em Chopfli nick-nick-nack
Sag, was hasch dänn i dem Sack?
Einmal ganz schnäll zringelum
so, jetz isch mers Tänzli zdumm

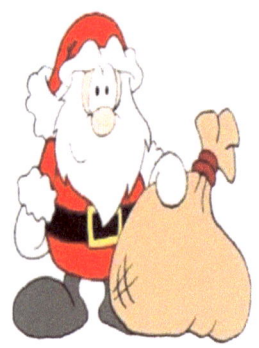

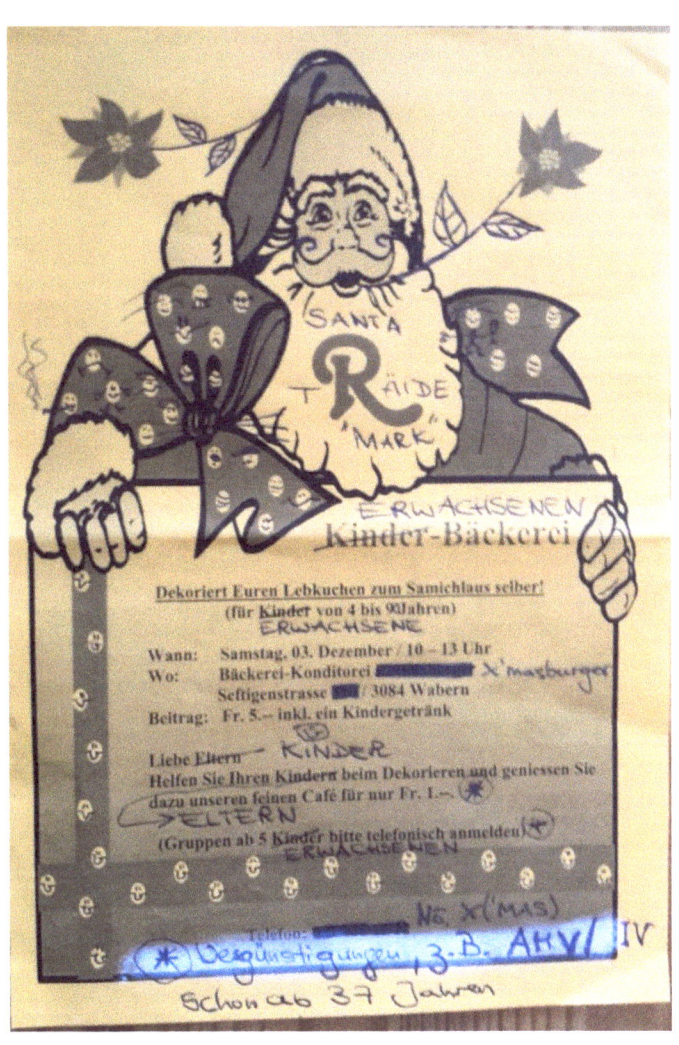

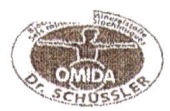

Biochemische Mineralstoffe nach Dr. Schüssler
Weihnachtsstress

Nr. 5 Kalium phosphoricum
Bei Erschöpfungszuständen, Konzentrationsmangel, Angespanntheit, Nervosität und Gedächtnisschwäche.

vorbeugend
3 x täglich je 2 Tabletten
Einnahmedauer: bis nach Silvester

akut
täglich 1 Stunde lang alle 5 Minuten 1 Tablette
sowie 3 x täglich je 2 Tabletten

Letzte Einnahme 2 Stunden vor dem Schlafengehen!

Und hier noch etwas Werbung in eigener Sache:

Anja Blech

Farben am Horizont

Ein Liebesbrief an Gott in uns

978-3-7322-9546-3

CHF 24.40 (bei Ex Libris z.B.)

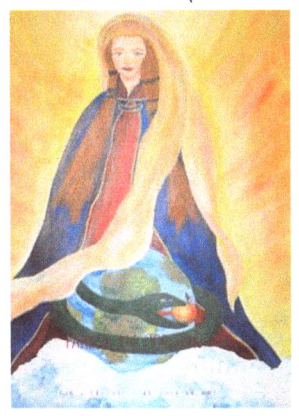

Als aufmerksame Beobachter erkennen wir bereits die "Farben am Horizont". Erscheinungen und Farben in und um uns herum, die den Beginn eines neuen, lichtvolleren Zeitalters ankündigen. Wenn wir von ganzem Herzen an uns alle, als grosse Familie Mensch, glauben, einander verzeihen lernen, einander lieben lernen, dann können wir Berge versetzen. Ich glaube fest daran, dass die Transformation der Menschheit möglich ist, wenn ein jeder von uns, in seinem kleinen Rahmen, an seinem jeweiligen Ort lichtvoll, kraftvoll und ehrlich handelt und somit beginnt seine Geburtsvision zu leben. Dann schreiben wir tagtäglich «einen Liebesbrief an Gott in uns» in das grosse Weltengedächtnis ein und unsere

Geschichte wird sich beginnen zu wandeln.

Herstellung und Verlag:
BoD - Books on Demand, Norderstedt
ISBN 978-3-7431-5379-0

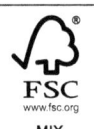